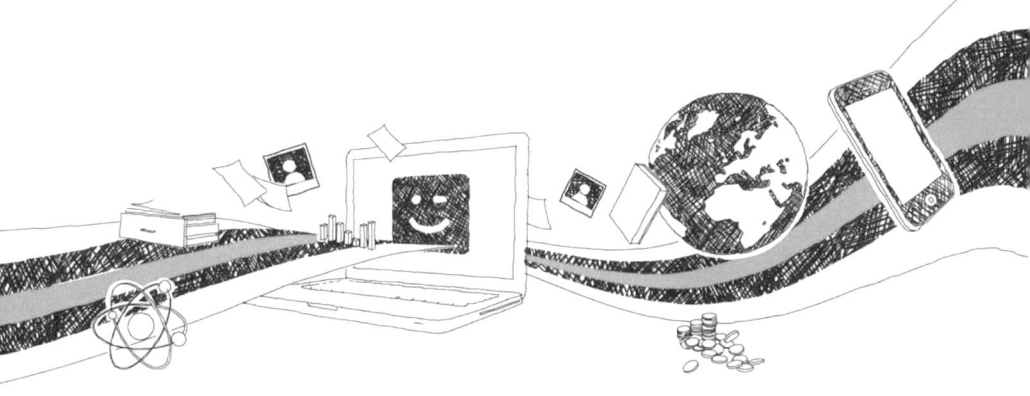
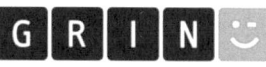

Bibliografische Information der Deutschen Nationalbibliothek:

Die Deutsche Bibliothek verzeichnet diese Publikation in der Deutschen National-
bibliografie; detaillierte bibliografische Daten sind im Internet über http://dnb.d-
nb.de/ abrufbar.

Impressum:

Copyright © 2009 GRIN Verlag, Open Publishing GmbH
Druck und Bindung: Books on Demand GmbH, Norderstedt Germany
ISBN: 9783640591442

Dieses Buch bei GRIN:

http://www.grin.com/de/e-book/148348/bewegungsmangel-aelterer-menschen

Heiko Sebastian

Bewegungsmangel älterer Menschen

Zielgruppenspezifische Ansätze zur Bewegungsförderung

GRIN Verlag

GRIN - Your knowledge has value

Der GRIN Verlag publiziert seit 1998 wissenschaftliche Arbeiten von Studenten, Hochschullehrern und anderen Akademikern als eBook und gedrucktes Buch. Die Verlagswebsite www.grin.com ist die ideale Plattform zur Veröffentlichung von Hausarbeiten, Abschlussarbeiten, wissenschaftlichen Aufsätzen, Dissertationen und Fachbüchern.

Besuchen Sie uns im Internet:

http://www.grin.com/

http://www.facebook.com/grincom

http://www.twitter.com/grin_com

Hochschule Magdeburg - Stendal (FH)

Fernstudiengang
Angewandte Gesundheitswissenschaften

Hausarbeit zum Thema:

Bewegungsmangel älterer Menschen
- Zielgruppenspezifische Ansätze zur Bewegungsförderung –

Inhaltsverzeichnis

1. Einleitung

Mit der nachfolgenden Arbeit soll das Thema Bewegungsmangel bei älteren Menschen aufgegriffen werden. Um die Bedeutung des Bewegungsmangels bzw. der Bewegungsförderung deutlich zu machen, werden in dieser Arbeit Daten zur Prävalenz körperlicher Aktivität dargestellt. Anhand dieser Daten können Rückschlüsse auf notwendige Konzepte zur Bewegungsförderung gezogen werden.

Im letzten Abschnitt werden auf Grundlage des Mehrebenenansatzes Maßnahmen zur Bewegungsförderung vorgestellt. Außerdem werden Gedankenansätze zur ökonomischen Relevanz der körperlich aktiven Lebensgestaltung vorgestellt.

Insgesamt kann aufgrund des eingeschränkten Rahmens dieser Hausarbeit nur ein kleiner Einblick in das Thema gegeben werden. Um gerade den Mehrebenenansatz verständlich zu machen, werden besonders bei den bewegungsfördernden Maßnahmen praktische Beispiele aufgeführt.

2. Definitionen

2.1 Alter

„Alterungsprozesse und Alterstufen unterliegen biologischen, biographischen, subjektiven, sozialen und kulturellen Bewertungen. Altern ist gleichzeitig ein biologisches, psychisches und gesellschaftliches Phänomen". Weiterhin schreibt Schwartz: „In der Soziodemographie sprechen wir von Alten (ab 60 oder meist 65 Jahren) und sehr alten und Hochbetagten (> 80/85 Jahre)" (Schwartz, 2003, S. 163).

2.2 Körperliche Aktivität

„Körperliche Aktivität ist der Oberbegriff, der sich auf jede körperliche Bewegung bezieht, die durch die Skelettmuskulatur produziert wird und den Energieverbrauch über den Grundumsatz anhebt" (RKI, 2005, S. 1).

3. Problemlage des Bewegungsmangels bei älteren Menschen

Es gibt eine Vielzahl von Prävalenz - Studien die fast alle einen massiven Alters-, Geschlechts- und Schichtgradienten aufweisen. So kann generell z.b. gesagt werden, dass eine Person die weiblich und älter als 50 Jahre ist, einen geringen Bildungsstand besitzt, mit einem niedrigen Haushaltseinkommen, höchstwahrscheinlich inaktiver als ein jüngerer männlicher Erwerbstätiger mit mittleren bis hohem Einkommen und höherer Bildung ist (vgl. Schlicht, 2007, S. 46). Daraus resultiert, dass das Mortalitätsrisiko systematisch mit der sozialen Schicht variiert. Dieses liegt durchaus an den fehlenden materiellen Ressourcen, die ein gesundheitsförderliches (also auch das „aktiv sein") Verhalten einschränken (vgl. Hurrelmann, 2006, S.173).

3.1 Daten zur Prävalenz von körperlicher Aktivität

Aus dem 1998 durchgeführten Bundes – Gesundheitssurvey ergibt sich, dass ca. 50% der 50 – 59 Jährigen Frauen und 30% der Männer nicht mehr in der Lage sind, drei Stockwerke zu ersteigen. Bei den 70 – 79 Jährigen sind bereits 60% der Frauen und 50% der Männer dazu nicht mehr in der Lage. Außerdem konnte festgestellt werden, dass ab dem 70. Lebensjahr bei beiden Geschlechtern weniger als 25% der Menschen Sport treiben (vgl. Jeschke, 2004, S. A790). Auch in dem 2003 durchgeführten Bundes – Gesundheitssurvey ist deutlich abzulesen, dass mit steigendem Alter die körperliche Aktivität abnimmt. Nur noch ca. 10% der Frauen und ca. 15% der Männer ab dem 50. Lebensjahr erreichen einen um 1000 kcal höheren, als den normal benötigten, Grundumsatz. Die erhobenen Daten haben auch gezeigt, dass mit steigendem Lebensalter die Anzahl kardiovaskulärer Risikofaktoren steigt und bei den über 70 jährigen mehr als vier Risikofaktoren zu finden sind.

In der Anlage 1-3 dieser Arbeit befinden sich einige beispielhafte, grafisch dargestellte Ergebnisse der Erhebung. Generell lässt sich feststellen, dass ältere Menschen die höchste Krankheitsbelastung von allen haben. Das macht sich nicht nur bei den Risikofaktoren für kardiovaskuläre Erkrankungen bemerkbar, sondern auch bei den kardiovaskulären Erkrankungen selbst. So besteht bei den Älteren eine 3 –4 mal höhere Erkrankungshäufigkeit als bei jüngeren Menschen. Bei Älteren mit einem hohen Aktivitätsniveau hingegen kann ein deutlich niedrigeres Erkrankungsrisiko festgestellt werden (vgl. Rütten, 1998, S. 226-229).

4. Ansätze (Maßnahmen) zur Bewegungsförderung

Aus den Ergebnissen der Surveys kann man schließen, dass sich die empfundene Intensität von anstrengenden Tätigkeiten nicht verändert, siehe Anlage 1. Dennoch konnte aber nachgewiesen werden, dass mit zunehmendem Alter immer weniger Menschen in der Lage sind z.b. mehr als drei Stockwerke zu ersteigen. Es muss also davon ausgegangen werden, dass dieselbe Tätigkeit oder Bewegung im höheren Alter deutlich schwerer ist als in jüngeren Jahren. Dieser physischen Veränderung müssen sich dann entsprechend die Maßnahmen zur Bewegungsförderung, gemäß dem Mehrebenenansatz, anpassen.

Um einen einfacheren Einstieg in die Thematik zu bekommen, wird nachfolgend mit der persönlichen Ebene begonnen.

4.1 Persönliche Maßnahmen

Ältere Menschen müssen keineswegs ein umfangreiches Training absolvieren. Bereits die aktive Gestaltung des Lebensstils, bei dem der tägliche kcal – Grundumsatz erhöht wird, wirkt sich positiv aus. Generell lässt sich festhalten:

- jede körperliche Aktivität zählt und
- es sollten Aktivitäten betrieben werden, die Spaß machen (vgl. Schlicht, 2007, S. 152).

Zu den körperlichen Aktivitäten zählt auch die eigenständige Haushaltsführung, die durchaus einer täglichen Anstrengung bedarf. Manch einem Außenstehenden fällt es z.B. sehr schwer, nicht in die persönliche Haushaltsführung eines älteren Menschen einzugreifen. Augenscheinlich dauert es zu lange oder es erscheint nicht ordentlich genug. Aber gerade zur Bewegungsförderung wäre es hier sinnvoll nicht bzw. nicht vollständig einzugreifen, sondern erst einmal unterstützend tätig zu werden.

Maßnahmen durch das Wahrnehmen konkreter Freizeitangebote stellen eine weitere Möglichkeit dar. Hier ist z.B. der Fitnessparcours für Senioren zu erwähnen. Dieser Freizeitplatz, der für jeden Aktivitätsgrad von Älteren etwas bietet. Wassertretbecken, Boulebahn, ein großes Schachspiel u. v. m. stehen zur Verfügung (vgl. Braunschweiger Zeitung, 01.08.09, S. 11).

Fahrradfahren, Spazierengehen oder die Mitgliedschaft in einem Verein sind außerdem als gute persönliche und beispielhafte Maßnahmen zu erwähnen. Ebenso wie der Fitnessparcours benötigt dies geringe finanzielle Mittel, erzielt aber einen großen positiven Effekt.

4.2 Maßnahmen von Organisationen

Verschiedenste Organisationen bieten Programme zur Bewegungsförderung an. Krankenkassen zählen zu den großen Organisationen, die mit zahlreichen Programmen werben. So werden u. a. Wassergymnastik, Nordic - Walking - Kurse oder „Muskel – Fit" – Kurse angeboten. Die Kosten hierfür werden weitestgehend von den Krankenkassen selbst übernommen (vgl. BKK Fahr, 2009).

Unter dem Ein- und Mitwirken des Seniorenbeirats der Stadt Salzgitter wurde z.b. der unter 4.1 aufgeführte Senioren – Fitnessparcours realisiert. So hat der Seniorenbeirat einen entscheidenden Schritt zur Bewegungsförderung beigetragen.

Sportvereine bieten teilweise zahlreiche Sparten für Senioren an. So gibt es beim MTV Braunschweig das „Team 50 plus". Diese Gruppe trifft sich regelmäßig, um gemeinsame Ausflüge zu bestreiten. Der „Seniorensport 60+ / 70+" bietet sportliche und körperliche Aktivitäten an, die bis in das hohe Alter absolviert werden können (vgl. MTV Braunschweig, 2009).

Senioreneinrichtungen selbst zählen zu den Organisationen und können z.b. durch Gymnastikgruppen oder der aktiven Gestaltung des Alltags zur Bewegungsförderung beitragen.

4.3 Maßnahmen der Politik

Die Politik strebt in den letzten Jahren einen Wandel im Bereich der Bewegungsförderung an. So wurde durch die Bundesregierung eine stärkere Kooperation der Krankenkassen und Sportorganisationen eingeleitet (vgl. RKI, 2005, S. 14). Dieses spiegelt sich bereits in den Programmen der Krankenkassen wieder, siehe 4.2.

Eine Änderung des Gesamtvorgehens der Regierung scheint langsam Erfolg zu zeigen. So sollen sich z.b. das Thema Bewegung und die Bedeutung der körperlichen Aktivität in der kommunalen Stadtentwicklung widerspiegeln. Es sollen sich nicht mehr nur Sportvereine um die „Bewegungsräume" der Menschen kümmern, sondern auch die Städte und Kommunen (vgl. RKI, 2005, S. 14).

Dieser politische Kurs hat sicherlich dazu beigetragen, dass der unter 4.1 aufgeführte Senioren – Fitnessparcours auch in finanzieller Hinsicht realisiert werden konnte.

Erwähnung finden müssen auch die von der Bundesregierung aufgelegten Präventionsprogramme wie „3000 Schritte extra" oder „IN FORM". Das Programm „IN FORM" ist ein nationaler Aktionsplan und weist eigene Seiten im Internet für die ältere Generation mit dem Titel „Bewegung als Schlüssel zum gesunden Altern" aus (vgl. IN

FORM, 2009). „3000 Schritte extra" hält allgemeine Inhalte zum Thema Bewegung vor (vgl. Die Prävention, 2009).

4.4 Ökonomische Relevanz der Maßnahmen

Wie unter 3.1 aufgezeigt worden ist, steigen die Herz- Kreislauferkrankungen durch körperliche Inaktivität im Alter deutlich an.

Außerdem wird in den nächsten Jahrzehnten die so genannte Alterspyramide kippen, der demographische Wandel schreitet voran. Es wird mehr ältere als junge Menschen geben (siehe Anlage 4). Daraus lässt sich schlussfolgern, dass auch mit einem erheblichen Anstieg (z.b. der kardiovaskulären) von Erkrankungen zu rechnen ist. Letztendlich zieht eine Erkrankung irgendwann eine Behandlung nach sich. Und Behandlungen bedeuten Kosten. Mit einem deutlichen Anstieg der Kosten im deutschen Gesundheitswesen ist zu rechnen (vgl. Haubrock, 2009, S.29).

4.4.1 Der Mehrebenenansatz als Mittel zur Kostenreduktion im Gesundheitswesen?

Es bedarf innovativer Ideen um Kosten im Gesundheitswesen zu senken (vgl. Haubrock, 2009, S.33). Dieser Gedanke ist sicherlich nicht neu, spiegelt sich aber in den drei Ebenen des Mehrebenenansatzes wieder - besonders auf der Ebene der Politik. Bewegungsförderung als solches ist sicherlich nicht als Innovation zu betrachten, denn inhaltlich sind die Wirkungsweisen schon lange Zeit bekannt. Aber neue Programme der Bundesregierung zur Bewegungsförderung deuten eine gewisse Innovation und einen Paradigmenwechsel an.

Insgesamt setzt dieses natürlich die Anerkennung der Bewegungsförderung und adäquate Kenntnisse hierüber voraus. Dieses betrifft vor allem die operativ tätige Ebene, die der Organisationen und die persönliche Ebene. Um letztendlich auch zu wirken, bedarf eines vernünftigen Dialogs zwischen allen Professionen/ Beteiligten und dem zu Fördernden. (vgl. Zenger, 2003, S.216).

Nach Meinung des Autors muss genau bei diesen beiden Punkten aber der Paradigmenwechsel noch weiter voranschreiten, damit Bewegungsförderung tatsächlich zu einer Innovation wird. Bewegung sollte genauso gut „verkauft" und etabliert werden, wie z.B. die Schulmedizin bzw. diverse medizinische Therapien.

Es ist bewiesen, dass durch Präventionsmaßnahmen Kosten gespart werden können, was auch aus 3.1 zu entnehmen ist. Hier wurde aufgezeigt, dass körperliche Aktive weniger an kardiovaskulären Erkrankungen leiden. Im Umkehrschluss heißt dieses, dass körperliche

Aktive weniger (Behandlungs-) Kosten verursachen, da sie weniger erkranken (hier bezogen auf Herz- Kreislauferkrankungen).

5. Schlußbetrachtung

Die hier aufgezeigten Ansätze der Bewegungsförderung älterer Menschen gehen in einander über und resultieren aus dem Mehrebenenansatz.

Bei dieser kurzen Betrachtung kann festgestellt werden, dass die politischen Entscheidungen zur Bewegungsförderung auch für ältere Menschen zu greifen beginnen. Um aber eine spürbare Kostenreduktion durch Präventionsmaßnahmen, wie Bewegungsförderung, von Erkrankungen zu erreichen, müsste noch weitere Aufklärungsarbeit geleistet werden. Außerdem müsste die multidisziplinäre Zusammenarbeit zwischen Organisationen und Berufsgruppen noch weiter ausgebaut werden. Mittlerweile werden zwar speziell für ältere Menschen Kurse oder Programme von Krankenkassen und/oder Sportvereinen angeboten, dennoch werden noch nicht alle Menschen erreicht. Das persönliche Bewusstsein zur Erkennung der Notwendigkeit von Bewegung durch großflächige Kampagnen der Präventionsprogramme wird schon erweitert, aber dieses scheint noch nicht ausreichend zu sein.

Abschließend darf nicht vergessen werden, den nachweislich schwer erreichbaren (unteren) sozialen Schichten der Ältern, diese mittlerweile zahlreichen Möglichkeiten zugänglich zu machen. Bei der zunehmenden Altersarmut sollten nach Meinung des Autors diese Erkenntnisse eine besondere Berücksichtigung finden, denn jeder Mensch hat ein Recht auf Gesundheit, aber das muss Ihnen teilweise auch angeboten werden.

6. Anlagen/ Anlagenverzeichnis

Anlagen

Anlage 1:

Die nachfolgende Abbildung zeigt den Anteil der Männer und Frauen, die ihre eigene Gesundheit nach dem sportlichen Aktivitätsniveau als sehr gut einschätzen. Diese Daten wurden im Gesundheitssurvey 2003 erhoben (vgl. RKI, 2005, S. 5).

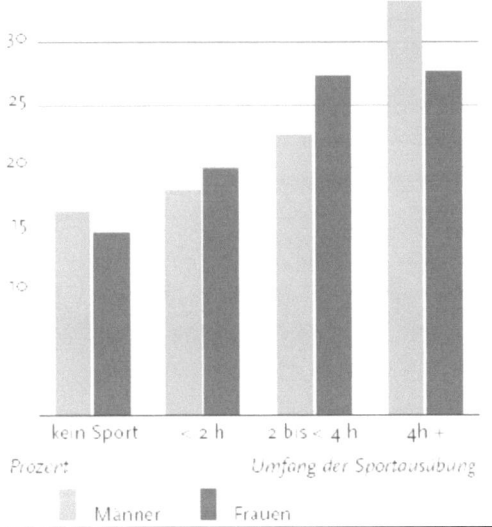

Abb. 1: Anteil der Männer und Frauen, die ihre eigene Gesundheit nach dem sportlichen Aktivitätsniveau als sehr gut einschätzen

Nachfolgend wird die Ausübung mittelschwerer und anstrengender körperlicher Tätigkeiten dargestellt. Dieses erfolgte durch eine Selbsteinschätzung beim Gesundheitssurvey 1998 (vgl. RKI, 2005, S. 6).

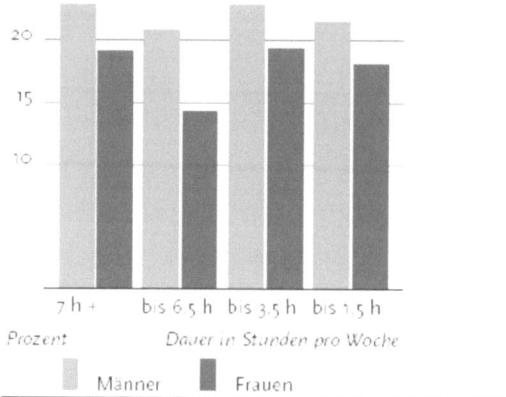

Abb. 2: Ausübung mittelschwerer und anstrengender körperlicher Tätigkeiten dargestellt

Anlage 3:

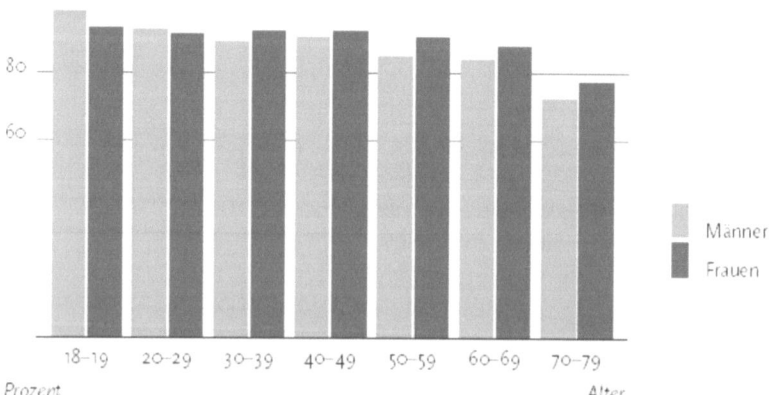

Abb. 3: Anteil der Deutschen, die täglich mind. 0,5h mittelschwere oder anstrengende Tätigkeiten ausüben

Die Altersstrukturen im Jahre 1910:

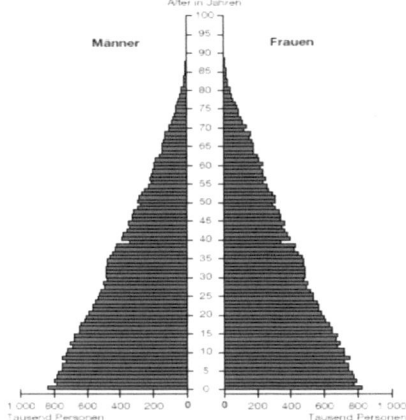

Abb. 4: Alterspyramide am 01.12.1910

Es ist eine deutliche Pyramidenform sichtbar. Es gibt deutlich mehr junge Menschen als Ältere (vgl. Akademischer Dienst, 2009).

Die Alterstrukturen im Jahre 2050 (Prognose):

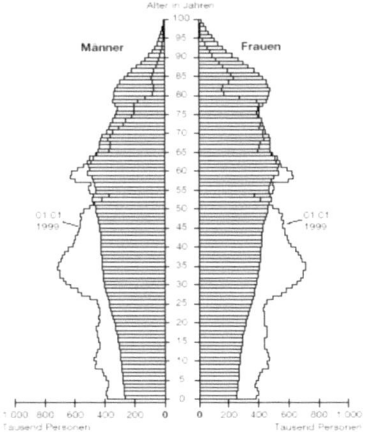

Abb. 5 Alterspyramide am 01.01.2050

Es ist keine Pyramide mehr erkennbar, es zeigt sich eine gekippte Pyramide. Die Älteren haben einen hohen Anteil an der Bevölkerung (vgl. Akademischer Dienst, 2009)

7. Literaturverzeichnis

Haubrock, Manfred/ Schär, Walter (Hrsg.): Betriebswirtschaft und Management in der Gesundheitswirtschaft, Bern: Hans Huber Verlag 2009 (5. Auflage).

Hurrelmann, Klaus/ Laaser, Ulrich/Razum, Oliver (Hrsg.): Handbuch Gesundheitswissenschaften, Weinheim: Juventa Verlag 2006.

Jeschke, Dieter/ Zeilberger, Karl Heinz: Altern und körperliche Aktivität. Deutsches Ärzteblatt, Köln, Jg. 101, 19.03.2004, Heft 12, S. A 789 – 798.

Rütten, Alfred: Public Health und Sport, Stuttgart: Stephanie Nagelschmid 1998 (Band 6).

Schlicht, Wolfgang/ Brand, Ralf: Körperliche Aktivität, Sport und Gesundheit -Eine interdisziplinäre Einführung. Weinheim und München: Juventa Verlag 2007.

Schwartz, Friedrich-Wilhelm: Das Public Health Buch, München: Urban & Fischer 2003 (2. Auflage).

Zenger, Christoph Andreas/ Jung, Tarzis: Management im Gesundheitswesen und in der Gesundheitspolitik, Bern: Hans Huber Verlag 2003 (1. Auflage).

Internetquellen:

Akademischer Dienst Berlin: Zusätzliche Statistiken zur Rentenproblematik. http://www.akademischerdienst.de/lvstatt2.html (17.08.09).

BKK Fahr: Gesundheitskurse. http://www.bkk-fahr.de/index.php?dms_id=19&drop_id (17.08.09).

Braunschweiger Zeitung: Muskeltraining unter freiem Himmel vom 01.08.2009. https://www.newsclick.de/epaper/index.php?jahr=2009&monat=08-August&tag=1& ausgabe=BZ&ressort=BR-Land&seite=09.3279501.d&seitenID=3279501.html (02.08.2009).

Die Prävention: 3000 Schritte extra – einfach gesünder. http://www.die-praevention.de/bewegung/steps/index.html (17.08.09).

IN FORM: Bewegung als Schlüssel für ein gesundes Altern. http://www.inform.de/cln_099/nn_1320876/DE/Home/08AeltereMenschen/Bewegung.html (17.08.09).

MTV Braunschweig: Gesundheit. http://www.mtv-bs.de/main/index.php?gesundheit (17.08.09).

Robert Koch Institut (RKI): Gesundheitsberichterstattung des Bundes, 2005, Heft 26, Körperliche Aktivität. http://www.gbe-bund.de/gbe10/abrechnung.prc_abr_test_logon?
p_uid=gasts&p_aid=&p_knoten=FID&p_sprache=D&p_suchstring=9590::Herz
(09.08.2009).

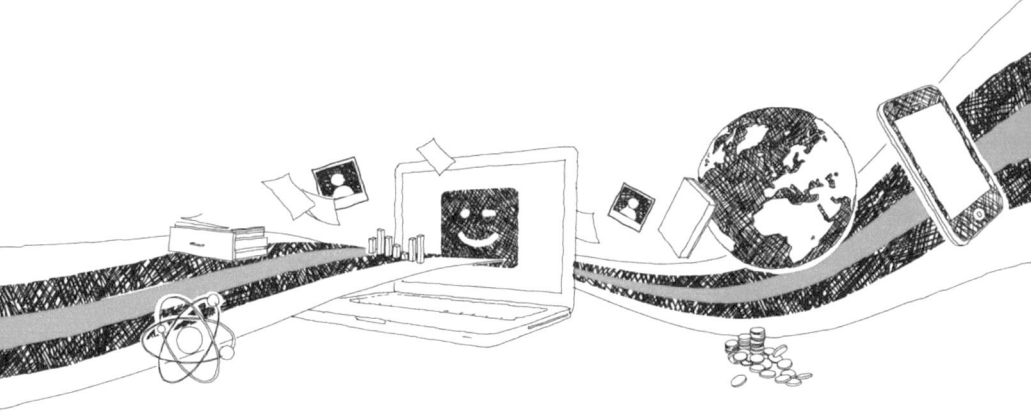
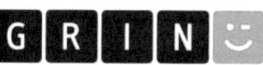